DE
LA DÉSARTICULATION
COXO-FÉMORALE

AU POINT DE VUE

DE LA CHIRURGIE D'ARMÉE;

PAR

M. LEGOUEST,

Médecin-major, professeur agrégé à l'École impériale de médecine et de pharmacie militaires du Val-de-Grâce.

<hr>

PARIS,

IMPRIMÉ PAR HENRI ET CHARLES NOBLET
Rue Saint-Dominique, 56.

1855

DÉSARTICULATION COXO-FÉMORALE

AU POINT DE VUE DE LA CHIRURGIE D'ARMÉE.

———

Il y a quelques jours à peine que je me proposais de faire connaître une désarticulation coxo-fémorale suivie de guérison, quand un des nombreux caprices des projectiles lancés par la poudre de guerre est venu mettre à néant mes espérances et changer un succès en un revers.

Après les batailles d'Alma et d'Inkermann, treize désarticulations coxo-fémorales ont été pratiquées ; primitives ou secondaires, toutes ont été suivies de mort. Ce nombre considérable d'opérations malheureuses faites récemment, et celui plus considérable encore qui les précède, mis en regard des rares succès obtenus, m'ont suggéré les réflexions exposées après l'observation suivante :

Wolokenski (Ignace), prisonnier russe, soldat au 5° de ligne, âgé de 30 ans, né dans le gouvernement de Lublin en Pologne, d'une bonne constitution, fut blessé à la bataille d'Alma, le 20 septembre, d'un coup de feu dans les trochanters du côté gauche. Transporté à Constantinople, il entra au grand hôpital de Péra le 24, et me fut présenté en consultation, le 1er octobre, dans l'état suivant :

Aspect et état général satisfaisants ; peu de fièvre. La cuisse gauche, à sa racine, présente un volume à peu près d'un tiers plus considérable que la cuisse droite ; à l'union du quart supérieur avec les trois quarts inférieurs, sur la région antérieure, se trouve l'ouverture d'entrée de la balle ; celle-ci, tirée de bas en haut et de dedans en dehors, a cheminé d'abord dans les parties molles, pour n'atteindre le fémur qu'à la hauteur des trochanters, en allant du petit vers le grand, le briser, et venir se présenter sous la peau dans la fosse iliaque externe, à 0,02 de la crête et vers son milieu. Elle a été extraite, et le blessé me l'a fait examiner : elle est presque complètement aplatie, creusée par les os de sillons nombreux, d'un poids considérable, très-facile à reconnaître pour une balle cylindro-conique, et paraît entière malgré sa déformation. L'ouverture de l'extraction comme l'ouverture d'entrée donnent un peu de sanie purulente; le doigt introduit dans cette dernière voie parvient difficilement jusqu'à l'os, mais constate néanmoins qu'il a été complètement broyé.

L'amputation de la cuisse dans l'article fut décidée et pratiquée le 3 octobre, en présence de la majeure partie de nos confrères.

Elle fut exécutée par le procédé à lambeau intérieur, avec cette modification que toute la partie postérieure du membre fut circonscrite d'un coup de couteau n'intéressant que la peau et allant d'un côté à l'autre de la base du lambeau antérieur, suivant le trajet du pli de la fesse. Les ligatures furent faites avant la désarticulation même, qui présenta quelques difficultés, l'os brisé ne pouvant servir de levier. La tête dégagée, elle fut saisie et écartée de l'os coxal, pour passer le couteau entre elle et lui, et tailler à plein tranchant, en trois ou quatre fois, tous les muscles de la partie postérieure à la hauteur de l'incision préalable de la peau.

De nouvelles ligatures furent appliquées ; leur nombre total fut de neuf. La plaie fut réunie par dix-huit points de suture entrecoupés, et pansée simplement; une mèche fut introduite profondément vers sa partie externe et inférieure; les fils des ligatures ramenés par leur plus court trajet et fixés sur le lambeau antérieur.

L'opération et le pansement avaient duré vingt-six minutes.

Le malade a pu perdre 300 à 400 grammes de sang, qui s'écoula en très-grande quantité au moment de la ponction de la base du lambeau, en filant le long de la lame de l'instrument.

Il ne revint que lentement de l'anesthésie, au point même d'inspirer quelques craintes à ceux des assistants non familiarisés avec le chloroforme.

Transporté dans son lit, Wolokenski prit quelques cuillerées de bouillon, un peu de vin sucré, et s'endormit pendant deux heures d'un sommeil calme et paisible.

Depuis le 4 octobre jusqu'au 14, nous fûmes obligé de renouveler chaque jour l'appareil complètement souillé ; la suppuration s'est régulièrement établie depuis le 10 ; le pus est peu louable, mais en quantité modérée ; la réunion s'est faite dans différents points, surtout vers la partie inférieure et interne de la plaie ; plusieurs points de suture ont été enlevés.

L'état général a constamment été satisfaisant, à peine y a-t-il eu un peu de fièvre. Le malade dort bien ; il est arrivé rapidement à manger le quart de la portion du chocolat le matin, et à boire deux verres de vin de Bordeaux dans la journée.

L'œil qui lui reste, car il a perdu le gauche dans la guerre de Hongrie, est bon ; il rit volontiers, témoigne sa reconnaissance d'une manière très-expressive, et fume sa pipe après chaque repas.

Du 15 au 31 octobre, le malade est pris d'une diarrhée des plus intenses, avec vives douleurs dans l'abdomen : ces accidents, accompagnés de refroidissement extrême, de lipothymies et de sueurs profuses, sont combattus par quelques préparations de quinquina opiacé. L'opéré est mis pendant cinq jours dans un appareil incubateur.

Du 1er au 5 novembre, le malade se rétablit graduellement ; les accidents du côté de l'intestin ont tout-à-fait disparu ; l'appétit est amplement satisfait ; les nuits sont bonnes.

La plaie est presque entièrement cicatrisée; mais en comprimant largement la fesse, on fait sortir une assez grande quantité de pus de la cavité cotyloïde même, ce qui détermine à faire quelques injections variées d'orge miellé, de teinture d'iode, de vin aromatique, et à établir une compression avec des coussinets de coton, en regard de la cavité.

Après quelques oscillations dans la quantité de la suppuration, la plaie se cicatrise complètement, et le moignon ne présente plus, le 10, que trois points fistuleux : l'un à la hauteur de la cavité cotyloïde, donnant chaque matin de dix à quinze grammes de pus ; l'autre à la partie interne de la cicatrice, et le troisième sur son milieu ; ces deux derniers ne laissent suinter qu'un peu d'humidité.

Du 10 au 15, les pansements ne se font plus que tous les deux jours, et le blessé se lève le 16 ; soutenu par deux de ses camarades, il fait le tour de la salle.

Du 16 novembre au 20 décembre, pendant plus d'un mois, on ne s'occupe plus de Wolokenski que pour lui donner à manger. La cicatrice ne présentait plus, vis-à-vis la cavité articulaire, qu'un très-petit point fistuleux, donnant à peine une goutte de pus ; le blessé frappait sur son moignon, pour témoigner du bon état dans lequel il se trouvait ; il était fréquemment porté à l'air libre, se levait, se promenait dans la salle, et faisait le tour des corridors avec des béquilles et surveillé par un infirmier.

Je le crus hors de cause; c'est alors que j'eus l'honneur de le présenter à M. l'inspecteur Lévy, directeur du service de santé de l'armée d'Orient ; dans son inépuisable bonté, M. Lévy demanda au Ministre de la guerre et obtint que mon opéré, bien que prisonnier russe, fût évacué sur le Val-de-Grâce. Un grand nombre de chirurgiens anglais vinrent de Scutari pour voir cette sorte de phénomène chirurgical, que la plupart de nos confrères et quelques professeurs de l'école de médecine de Constantinople purent examiner à loisir.

Très-pénétré de son importance, soigné et choyé par les sœurs de charité, Wolokenski était devenu une sorte de Vert-Vert fort exigeant, à qui les dames européennes de Péra venaient rendre visite et apporter des bonbons.

Là veille même du jour où je reçus de M. Lévy l'autorisation d'évacuer mon blessé sur le Val-de-Grâce, le 20 décembre, il fit une chute en se promenant dans les corridors, et tomba à la renverse sur son moignon, qui saigna abondamment.

Le lendemain, le moignon s'enflamma, et quelques jours après une suppuration abondante et sanieuse se fit jour par le point fistuleux en regard de la cavité articulaire ; en même temps reparurent les deux autres fistules, inférieure et interne. Le malade se plaignait de douleurs vives le long du trajet des vaisseaux cruraux, suivant lesquels le doigt faisait sortir, par la fistule inférieure, une assez grande quantité de suppuration mal liée, séreuse ou mêlée de sang.

Tout le mois de janvier se passa dans des alternatives de bien et de mal : la diarrhée survenait pendant quelques jours, pour s'arrêter, puis revenir encore ; le malade fut pris plusieurs fois de vomissements violents, avec douleurs très-vives dans le flanc gauche. Le lendemain il se trouvait généralement mieux. Il allait néanmoins s'affaiblissant, ne se levait plus ; la peau prenait une teinte jaune ; de temps à autre des sueurs profuses l'inondaient ; il avait perdu sa gaieté, son espoir, et pleurait pour le motif le plus futile.

De nouvelles hémorrhagies, peu abondantes il est vrai, s'étaient représentées ; le pus s'écoulait en grande quantité du moignon, qui diminuait rapidement de volume ; les points fistuleux étaient devenus des ulcères béants, par lesquels l'air pénétrait dans les profondeurs de la plaie, donnant lieu à une sorte de gargouillement.

Le 30 janvier, après quelques jours de bien-être, ce malheureux fut repris de diarrhée très-intense,

que rien ne put arrêter ; il se déclara en même temps
un œdème qui envahit le moignon, les hanches, le
membre inférieur droit, et quelque peu la face.

Toute la cicatrice s'ulcéra et présenta dans plusieurs points des solutions de continuité ; la suppuration s'altéra davantage encore et fut remplacée
par un liquide roussâtre, fétide, quelquefois mêlé de
sang en assez grande abondance ; les lacunes de la
cicatrice s'élargirent et prirent une coloration noirâ-
tre ; en pressant sur le lambeau, devenu d'une flacci-
dité extrême, on déterminait une douleur très-vive
le long du trajet des vaisseaux.

Dans la nuit du 2 au 3 février, après des selles in-
nombrables, une douleur extrême se manifesta dans
tout l'abdomen : elle s'exaspérait à la moindre pres-
sion dans la fosse iliaque gauche ; le malade poussait
des cris, pleurait, s'agitait, et était en proie à la dernière anxiété. La douleur, après deux ou trois jours
employés à la combattre par des moyens appropriés,
s'affaiblit progressivement en même temps que le
malade, qui s'éteignit le 9 février à 3 heures du matin,
quatre mois après son opération.

Autopsie.

Elle fut faite vingt-quatre heures après la mort ;
en voici les détails les plus intéressants.

Dans l'épaisseur du lambeau on rencontre un épanchement de sang coagulé, du volume d'une noix. Entre les conduits fistuleux, le tissu cicatriciel est resté
intact et forme des ponts et des îlots parfaitement or-
ganisés.

En soulevant le lambeau, on arrive dans une vaste
cavité à surfaces couvertes de détritus gangréneux,
et ayant pour centre la cavité cotyloïde, comblée
elle-même par des tissus désorganisés ; l'encroûte-
ment cartilagineux a disparu, et le fond de la cavité
présente une surface rugueuse, couleur lie de vin, et
se laissant facilement entamer par le scalpel.

L'abdomen étant ouvert, on trouve, en soulevant avec précaution les parties, d'abord la portion supérieure de l'S iliaque, et au-dessous le muscle psoas iliaque, qui recouvre et limite un foyer purulent semblable à une caverne spacieuse, s'étendant dans toute la fosse iliaque interne, et pénétrant jusque dans le petit bassin, où la surface correspondant à la cavité cotyloïde est dénudée; la limite supérieure de l'abcès arrive jusqu'aux attaches du psoas, aux dernières vertèbres lombaires.

Une communication existe entre l'abcès et l'intestin, au moyen d'une adhérence établie entre ce dernier et le muscle sous-jacent, adhérence perforée d'une ouverture pouvant admettre une plume de corbeau. Le malade n'avait jamais eu de selles purulentes.

En examinant les parois de ce foyer, nous trouvons avec surprise un corps étranger, que nous reconnaissons pour une portion de balle cylindro-conique aplatie, de l'épaisseur d'une pièce d'un franc, de la grandeur et de la forme de l'ongle du pouce : cette lamelle de plomb est logée dans une petite fossette creusée dans l'os des îles, un peu au-dessus de la limite postérieure du détroit abdominal. Il n'existe aucune fracture, aucun trajet apparent dans les parties molles. Après les recherches les plus minutieuses, enlevant entièrement la paroi antérieure de l'abcès, on voit qu'il communique avec la grande cavité du lambeau au moyen d'un canal situé sous le tendon réfléchi du psoas iliaque. En portant le doigt au côté externe de ce canal, immédiatement au-dessous de l'épine iliaque inférieure, et de dehors en dedans, il arrive dans un conduit étroit que la balle s'est frayé à travers les fibres les plus externes du muscle iliaque, dans une direction presque parallèle à la crête de l'os coxal, dont il est distant de 0,04. — Ce trajet s'arrête à 0,03 du rebord postérieur de l'os, où l'on trouve une sorte d'empreinte de 0,01 de diamètre. Un peu en dedans, et contiguë à la première, on rencontre une nouvelle empreinte un peu plus large et plus profonde. Enfin, immédiatement au-dessous de celle-ci, mais plus en dedans encore, en rapport par le côté interne de sa circonférence avec la symphyse sacro-iliaque, se voit l'excavation dont j'ai parlé, ayant 0,03 de diamètre vertical, 0,02 de diamètre horizontal, et 0,015 de profondeur ; c'est là que la balle a été retrouvée : il est probable que sous l'influence de la marche, des mouvements du corps, et de son propre poids, elle aura cheminé de station en station, jusqu'à ce qu'enfin elle ne pût plus se déplacer.

Les vaisseaux du lambeau ont contracté entre eux et avec les parties environnantes, des adhérences intimes ; l'artère présente sa contexture normale, et se termine en cul-de-sac ; elle recouvre la veine remplie de caillots très-consistants : ceux-ci remontent jusqu'au confluent de la veine iliaque gauche avec la droite.

Dans sa portion abdominale, la veine cave a été envahie par une phlébite suppurative ; on y rencontre trois foyers purulents volumineux, parfaitement limités par des caillots.

La veine crurale droite est également comblée de caillots noirâtres, et, vers le milieu de sa longueur, on y trouve manifestement du pus mêlé à du sang, sans délimitation de foyer.

Les autres organes ne présentent rien d'important à signaler.

Cette autopsie nous donna l'explication de certains phénomènes présentés par Wolokenski : des accidents formidables qui se déclarèrent du côté de l'abdomen, dans la première période de son traitement ; après la rechute de la diarrhée et des vomissements, plusieurs fois conjurés et reparaissant toujours ; des hémorrhagies, de l'abondance de la suppuration, de l'ulcération de la cicatrice, phénomènes que nous rattachions aux conditions générales qui pèsent sur tous les blessés réunis en grand nombre, et que nous combattions surtout par les moyens hygiéniques.

Un appréciateur indulgent pourra penser avec nous que, si notre malade n'eût pas fait cette chute fatale sur son moignon, que s'il eût été enlevé à temps aux influences fâcheuses du lieu dans lequel il vivait, c'est-à-dire au milieu de 1,800 malades resserrés dans un fort petit espace, malades infestés de scorbut et de pourriture d'hôpital, décimés par l'infection purulente, presque tous atteints de diarrhée ou de dyssenterie chroniques, souvent visités par le choléra, la portion de balle qu'il portait dans la fosse iliaque eût pu s'enkyster, comme on en a vu de nombreux exemples, l'unique point fistuleux de la cicatrice se tarir, et l'amputation de la cuisse dans la contiguïté compter un succès de plus.

Après avoir été aussi près de la réussite que nous l'avons été, on pourrait nous croire disposé à la tenter de nouveau ; il n'en est rien. Il est certaines opérations qu'on fait, mais, nous en appelons aux vétérans de la chirurgie, que, tout en applaudissant aux progrès de la chirurgie moderne, on ne recommence plus, précisément parce qu'on les a faites.

Nous croyons l'amputation coxo-fémorale de ce nombre ; c'est, de plus, une de ces opérations retentissantes, dont la valeur, aux yeux des chirurgiens, est beaucoup moindre qu'à ceux du public.

Sans la rejeter, nous la réserverions seulement pour les maladies organiques du fémur, incurables par tout autre moyen, espérant trouver plus d'avantages à la proscrire, ou du moins à ne la pratiquer que médiatement, comme l'indiquait déjà M. Sédillot en 1841, dans la grande majorité des cas de chirurgie d'armée, c'est-à-dire dans les fractures par coup de feu, soit des trochanters, soit du col, soit de la tête du fémur.

Cette maxime posée par les chirurgiens militaires, et surtout par Larrey et Ribes, que toute fracture du fémur par coup de feu exige l'amputation du membre, est loin d'être aussi absolue qu'on veut bien le croire. Chaque jour nous la voyons transgresser avec succès : Larrey lui-même était loin d'y obéir toujours, et nous devons à l'obligeance de M. H. Larrey d'avoir vu une preuve vivante de la chirurgie conservatrice de son père, dans un cas précisément de fracture du fémur dans les trochanters.

La désarticulation de la cuisse, comme nous le disions tout à l'heure, est une de ces opérations si retentissantes, que tous les chirurgiens qui lui doivent un succès se sont empressés de le publier. Mais il est aussi permis de croire que tous ceux qui ont essuyé des revers n'en ont pas rendu compte. Nous avons cherché à réunir tous les faits de désarticulation coxo-fémorale pratiqués à la suite de coups de feu, faits épars dans les auteurs ou non publiés; en voici le relevé.

OPÉRATIONS IMMÉDIATES.

Désarticulations coxo-fémorales à la suite de coups de feu.

CHIRURGIENS.	OPÉRÉS.	GUÉRIS.	MORTS.
LARREY (*Clinique,* t. V.)	6	»	6
S. COOPER (*Dictionnaire,* p. 85.)	2	»	2
LETULLE (*Relation du siège d'Anvers,* par M. H. Larrey.)	1	»	1
HUTIN (*Mémoires de médecine et de chirurgie militaires,* t. XLIV.)	2	»	2
SÉDILLOT (*Annales de la chirurgie française et étrangère,* t. II, p. 279.)	5	»	5
GUYON (*Expédition de Cherchell,* Algérie, avril 1840.)	1	»	1
RICHET (*Journées de juin* 1848.)	1	»	1
JUBIOT (Thèse de Montpellier, 1840.)	3	»	3
ARMÉE D'ORIENT. (Communiqués par M. Thomas, chirurgien principal de l'ambulance de la 1re division.)	9	»	9
	30	»	30

OPÉRATIONS MÉDIATES.

CHIRURGIENS.	OPÉRÉS.	GUÉRIS.	MORTS.
LARREY (*Clinique, t. v.*)...................	1	1	»
GUTHRIE (*Clinique, t. v.*)...............	1	1	»
BAUDENS (*Traité des plaies d'armes à feu.*).......................	1	1	»
FÉRUSSAC (*Bulletin des sciences médicales, t. III, p. 161.*)...................	1	»	1
ROBERT (*Journées de juin 1848.*)........	1	»	1
GUERSANT (*Journées de juin 1848.*).....	1	»	1
VIDAL (*Traité de chirurgie.*)............	1	»	1
MOUNIER (Constantinople, 1854.)........	3	»	3
LEGOUEST (Constantinople, 1854.)........	1	»	1
	11	3	8

OPÉRATIONS ULTÉRIEURES.

CHIRURGIENS.	OPÉRÉS.	GUÉRIS.	MORTS.
FÉRUSSAC (*Bulletin des sciences médicales, t. III, p. 161.*)...................	1	»	1
BROWIGG (12 décembre 1812.)...........	1	1	»
CLOT-BEY (*Observation. — Marseille, 1830.*)...........................	1	»	1
	3	1	2

Voilà donc les résultats de la désarticulation coxo-fémorale faite à la suite de coups de feu : pas un des blessés opérés immédiatement n'a survécu ; près des trois quarts de ceux qui n'ont subi qu'une opération médiate ont succombé, et l'on n'a perdu que les deux tiers des amputés ultérieurement.

Dans la première catégorie, quelques uns des opérés sont morts pendant l'opération même, d'autres à peine reportés dans leur lit, d'autres encore 10, 24, 36 ou 48 heures après l'opération ; tous avant le terme de dix jours, excepté deux des militaires cités par Larrey, qui vécurent l'un 21, l'autre 30 jours. Une opération aussi désastreuse mérite-t-elle d'être conservée dans ces circonstances, et le doute exprimé par M. Sédillot ne semble-t-il pas devoir se changer en certitude ?

Nous croyons, pour notre part, que la désarticulation de la cuisse ne doit jamais être pratiquée immédiatement, à moins qu'il ne reste au chirurgien que peu de chose à faire pour séparer complètement le membre du tronc.

Nous trouvons, au contraire, trois succès sur onze opérations médiates : ce chiffre paraîtra considérable, surtout si l'on veut bien se rappeler la proportion des succès dans les amputations de cuisse, dans la continuité seulement ; c'est pourquoi nous disions tout-à-l'heure que les amputations dans l'article, suivies de mort, n'avaient probablement pas toutes été publiées.

L'opéré cité par Férussac mourut dix heures après l'opération ; ceux de MM. Robert, Guersant, Vidal, dans les premiers jours qui la suivirent ; des trois opérés de M. Mounier, l'un fut enlevé trois jours après l'opération par une attaque de choléra ; le second vécut quinze jours et succomba à une hémorrhagie foudroyante ; le troisième fut pris, après vingt jours, du même accident.

Wolokenski, dont nous avons rapporté l'histoire, vécut un peu plus de quatre mois.

Les opérations ultérieures, c'est-à-dire pratiquées près d'un an après l'accident, comme celles de Férussac et de Browigg, ou dix-huit mois, comme celle de M. Clot-Bey, ont réussi une fois sur trois. Il devait en être ainsi, car elles sont analogues à celles que nécessitent les affections organiques du fémur.

Moins malheureuses que les opérations immédiates, les opérations médiates et ultérieures comptent donc quelques succès; ces résultats obtenus à grand' peine, notés avec le plus grand soin par les chirurgiens heureux, peuvent-ils être mis en comparaison avec ceux que donne la conservation du membre ? La fâcheuse tendance à laquelle, en dépit d'eux-mêmes, ont obéi et obéissent encore un grand nombre de chirurgiens, c'est de faire plus grand cas d'une opération suivie de succès, que d'une guérison obtenue par leurs soins assidus. l'ingénieuse combinaison des moyens en leur pouvoir, mais sans le secours de l'instrument tranchant.

On publie volontiers la réussite d'une opération grave, on laisse passer sous silence les succès plus modestes, mais plus précieux de la chirurgie conservatrice.

Tel est le cas, nous en sommes convaincu, de la plupart de ceux qui ont traité des fractures du col ou des trochanters, en conservant le membre; aussi possédons-nous un assez grand nombre d'observations de désarticulation de la cuisse, peu ou point d'observations de conservation. Nous avons tenté de réunir toutes les opérations de ce genre qui ont été pratiquées à la suite de coups de feu, et pour ce faire, nous avons été obligé de recourir soit aux faits cités par les auteurs, soit à l'obligeance de quelques confrères; on nous accordera que le nombre de celles qui ont pu nous échapper est fort minime Nous avons voulu faire tout le contraire, et ne nous en tenir qu'à notre expérience, fort restreinte, pour apprécier les résultats que donne la conservation du membre.

Nous avons par-devers nous quatre cas de fracture du col ou des trochanters; deux autres appartiennent, l'un à Larrey, l'autre à M. Sédillot : de ces six cas, dans lesquels le membre a été conservé, trois ont eu une terminaison fatale, trois ont été amenés à une heureuse guérison : les voici en quelques mots.

Baron-LARREY (Campagne de 1812).

M. X., présenté en 1854 à la clinique chirurgicale du Val-de-Grâce par M. H. Larrey, reçut en 1812 un coup de feu dans les trochanters du côté gauche : M. X. raconte qu'il tomba sur le même côté, le membre inférieur gauche brisé, et le talon relevé en arrière à une très-grande hauteur. Il fut visité et soigné par Larrey, qui plus tard rendit compte de ses sept désarticulations de la cuisse et négligea cette précieuse conservation. Traité par le double plan incliné, M. X. a quatre ou cinq pouces de raccourcissement; son attitude est celle des malades atteints de coxalgie ; sa cuisse est consolidée en 7 ; il fait néanmoins de fort longues courses à pied, et occupe encore un emploi civil à Paris.

M. SÉDILLOT (Strasbourg, 1843).

M. X., lieutenant d'artillerie en 1843, fut blessé en duel d'un coup de feu dans les trochanters, côté droit. Après quelque hésitation, M. Sédillot conserva le membre et traita la fracture par l'extension.

M. X., aujourd'hui sous-intendant militaire, marche avec un raccourcissement de un pouce ou un peu plus.

LEGOUEST. (Campagne d'Afrique, 1840).

Le nommé Tanguel, chasseur au 2e bataillon d'infanterie légère d'Afrique, reçut dans une sortie, en janvier 1841, à Cherchell, une balle qui lui fractura le fémur dans les trochanters du côté droit. L'opération lui fut proposée par M. Marit; mais il la refusa absolument. Le membre fut mis sur un double plan incliné : après de nombreux et formidables accidents, la consolidation fut obtenue en cinq mois, avec un raccourcissement de cinq pouces.

Tanguel exerce aujourd'hui l'état de tisserand à Schlestadt (Bas-Rhin).

Legouest (Campagne d'Orient, 1854).

Garskowski (Simon), prisonnier russe, soldat au 6e de ligne, né dans le gouvernement de Warogneski, âgé de 49 ans, reçut à la bataille d'Alma, 20 septembre 1854, un coup de feu qui lui fractura le fémur gauche dans les trochanters. L'âge et l'état général de ce blessé, qui, depuis son séjour dans la Dobrutscha, c'est-à-dire depuis plus de six mois, était atteint d'une diarrhée chronique, nous empêchèrent de lui proposer l'amputation : nous fîmes l'extraction de quelques esquilles et mîmes le membre sur un double plan incliné. Le malade mourut quinze jours après son entrée à l'hôpital.

Mouchard (Pierre), clairon au 3e régiment de zouaves, né à Portes (Ariège), âgé de 24 ans : blessé le 5 novembre à Inkermann, entré à l'hôpital le 13. Coup de feu ayant pénétré à la racine de la cuisse gauche par le côté interne; sorti à la hauteur de la partie supérieure du grand trochanter : le doigt, introduit dans la plaie, reconnaît que le col du fémur, tout à fait à la base, a été traversé par le projectile, de bas en haut et de dedans en dehors; il est fendu en deux moitiés, l'une postérieure, l'autre antérieure: à cette dernière est resté attaché presque tout le grand trochanter; immédiatement au dessous de cette éminence, fracture comminutive avec esquilles nombreuses.

Nous proposons à ce blessé de l'opérer en lui conservant le membre, c'est-à-dire de lui faire une résection, supposant bien que la fracture du col en deux éclats devait se prolonger sur la tête. Il ne nous permit même pas d'aller à la recherche des esquilles. Gonflement modéré du membre, suppuration sanieuse abondante ; fièvre ardente, diarrhée ; double plan incliné. Le 19, en allant à la selle, le blessé est pris d'une hémorrhagie considérable se faisant jour par les deux plaies. Appelé en toute hâte, nous le trouvons littéralement baigné dans le sang. Nous faisons immédiatement comprimer l'iliaque externe, et nous procédons à la ligature de la crurale sous l'arcade de Fallope : l'artère se rompt deux fois au simple contact de la sonde cannelée ; elle est heureusement liée tout-à-fait derrière le ligament de Poupart.

Deux heures après, à la fin de notre visite, nous revînmes voir Mouchard et lui proposâmes cette fois l'amputation comme dernière ressource ; il nous fut impossible de le convaincre, et ce malheureux succomba le 24, avec une gangrène de tout le membre.

Delos (Jacques), fusilier au 6e de ligne, né à Siliac (Ardèche), âgé de 26 ans, fut blessé le 5 novembre à Inkermann, et entra à l'hôpital de Péra le 21.

Il a reçu un premier coup de feu qui lui a fracturé comminutivement l'avant-bras gauche ; un second coup de feu lui a traversé le flanc gauche, pénétrant à trois travers de doigt en dehors de l'ombilic, sortant vers le milieu du carré des lombes ; enfin un troisième coup de feu lui a brisé la cuisse gauche dans les trochanters. L'état déplorable de ce malheureux ne nous permit même pas de penser à une opération quelle qu'elle fût : l'avant-bras fut contenu, et le membre inférieur mis dans l'extension. Après tous les accidents auxquels on devait s'attendre, après la sortie, l'extraction de nombreuses esquilles, alors que la plaie de l'abdomen était cicatrisée, Delos succomba à l'infection putride, le 10 janvier, plus de deux mois après ses blessures.

A l'autopsie, nous trouvâmes des adhérences inextricables entre l'intestin grêle et le colon descendant, sans aucune trace de lésion propre au tube intestinal ;

le rein gauche, parfaitement cicatrisé, avait été déchiré et fendu en travers par le projectile dans ses deux tiers externes, vers le milieu de sa hauteur.

Ainsi, dans nos simples souvenirs et dans nos propres observations, dont les deux dernières relatent des cas désespérés, nous trouvons trois exemples de guérison sur six cas de fracture dans les trochanters, traités par la conservation du membre; et c'est à grand'peine que, sur 44 amputations de la cuisse dans la contiguïté, dont nous avons eu soin d'élaguer celles dont les résultats sont restés douteux, ou qui, par les circonstances où elles ont été faites, ne ressortissaient pas directement à notre sujet, amputations toutes extraites de l'histoire de la science et de la pratique des chirurgiens les plus habiles, c'est à grand'peine, disons-nous, que nous pouvons compter quatre cas authentiques de guérison.

Nous concéderons volontiers que nous avons été favorisé dans nos observations relatives à la conservation des membres : mais il faut avouer aussi que les chirurgiens qui ont opéré n'ont pas été très-heureux dans leur pratique.

Tout rapprochement de faits doit porter avec lui un enseignement clinique, et tracer au chirurgien les règles de sa conduite à venir, dont l'exposé nous servira de conclusions.

Et d'abord, il rejettera toute amputation immédiate, c'est-à-dire avant l'apparition des premiers phénomènes inflammatoires et de la suppuration, confirmant le précepte avancé sous forme dubitative, en 1841, par M. Sédillot.

Il est un cas, cependant, un seul, qui pourrait être considéré comme nécessité absolue d'amputation immédiate : c'est celui de la lésion simultanée de l'artère et de la veine, sans fracture du fémur ; mais encore, si l'on était parvenu à se rendre maître de l'hémorrhagie, il y aurait avantage à attendre, pour opérer, que les deux ou trois jours qui amèneront le sphacèle du membre soient écoulés ; le blessé serait alors complètement remis de la commotion causée par l'accident, et préparé presque graduellement à la perte énorme qu'il va subir. On pourrait se demander s'il n'y aurait pas imprudence à se laisser gagner par la gangrène. Au point de vue général, la circulation interrompue dans le membre ne ramènerait pas un sang qui aurait puisé des principes septiques dans les tissus altérés ; au point de vue local, la gangrène par défaut de circulation n'a pas les mêmes tendances que la gangrène par excès d'inflammation, et l'on n'a pas à craindre de la voir envahir les moignons.

Dans ce cas de lésion simultanée des vaisseaux à la racine du membre, le chirurgien pourra donc temporiser; contraint d'opérer, il se bornera à amputer le plus haut possible, dans la continuité, pouvant compter sur l'ischiatique, la fessière et l'obturatrice pour la vitalité du moignon.

Des lésions différentes peuvent avoir atteint le fémur : ou bien cet os sera brisé dans les trochanters même, avec éclats se prolongeant plus ou moins loin ; ou bien la balle n'aura fait que fracturer le col, avec ou sans esquilles ; ou bien encore elle aura broyé la tête du fémur et s'y sera logée. Les vaisseaux, dans chacun de ces cas, auront pu être atteints ou respectés.

Dans le premier cas, fracture avec lésion des vaisseaux, il devra s'estimer heureux s'il peut retarder l'opération jusqu'aux limites déjà fixées.

Dans le second, fracture sans lésion des vaisseaux, il se rappellera la conduite de tout chirurgien en présence d'une fracture par coup de feu en général : il ira à la recherche des esquilles; il s'assurera de son mieux que la fracture n'a pas gagné le col et ne s'est pas prolongée sur la tête jusque dans l'articulation. Cette exploration n'est pas toujours facile, sur un membre naturellement volumineux, tuméfié par l'épanchement de sang qui accompagne la blessure, et

souvent par les premiers phénomènes inflammatoires. Si elle lui donnait des résultats satisfaisants,
c'est-à-dire qu'elle lui apprît que le col et l'article
sont intacts, il mettrait le membre, dirigé un peu en
dehors, sur un double plan incliné : c'est ce qui a été
fait pour Tanguel (obs. 3e); cette position est celle
dans laquelle les fragments sont le mieux en rapport
et ont moins de tendance à déchirer les parties molles. Il soumettrait alors son malade au traitement
des blessés atteints de fractures compliquées de
plaies.

Si des esquilles par trop volumineuses, impossibles
à détacher quoique mobiles, se prolongeaient très-
loin sur la diaphyse, il en arriverait, guidé par l'état
du blessé, à une opération, mais après le temps le
plus long possible, afin de rapprocher de plus en plus
son malade des conditions des opérations ultérieures; et, dans le cas d'intégrité du col et de l'article, il
pourrait faire, non pas une désarticulation coxo-fémorale, mais une amputation dans les trochanters
même, ou immédiatement au-dessus, s'il pensait
pouvoir respecter la capsule articulaire.

Si, d'une part, la désarticulation coxo-fémorale est
plus rapide et plus facile, de l'autre l'amputation
proposée ne mérite pas la proscription dont elle a été
frappée. La plaie est certainement plus petite et moins
profonde, et la tête du fémur reste dans la cavité,
source toujours si abondante de suppuration : l'existence de cette tête articulaire au milieu de son systè-
me physiologique ne semble pas compromise ; et si,
peut-être, elle n'atténuait pas la gravité de l'opération,
elle donnerait certainement au moignon un relief
plus considérable, offrant plus de prise à un appareil
prothétique. La projection en avant, ou en avant et
en dehors, de la portion restante du fémur, n'est pas
un obstacle à l'adaptation des téguments, et par suite
à la guérison. Dans la flexion à angle droit de la
cuisse sur le bassin, le petit trochanter dépasse à
peine le plan vertical passant au-devant du pubis, et,

à la suite de l'amputation, cette position prise par la partie trochantérienne de l'os présenterait une surface plus large à appuyer sur une sellette, que n'en présente la pointe de l'ischion.

Au cas où, en explorant la blessure, il rencontrerait une fracture du col n'intéressant pas l'article, cas dont l'existence nous semble presque impossible. fidèle au principe de conservation, il mettrait le membre dans l'extension, ou sur un plan incliné, selon que l'une ou l'autre de ces positions conviendrait le mieux au blessé et à la coaptation des fragments; puis il attendrait encore, aussi longtemps que l'état du sujet le lui permettrait.

S'il avait affaire, enfin, à une fracture du col intraarticulaire, ou à une fracture de la tête même du fémur, il devrait donner à la résection de la partie supérieure de l'os la préférence sur la désarticulation coxo-fémorale, alors même qu'il serait obligé de descendre au-dessous du petit trochanter.

Malgré les condamnations portées sur les résections des membres inférieurs en général, la résection du fémur supérieurement paraît avoir été faite, à l'heure qu'il est, douze ou quatorze fois au moins, et avoir donné des succès dans la proportion de plus d'un tiers (1). Il est vrai que les deux fois où elle a été

---

(1) WHYTT, à l'hôpital de Westminster. *OEuvres chirurgicales de A. Cooper.*

Gazette médicale, 1855, p. 183.

FAILLARD, *Relation chirurgicale du siège de la citadelle d'Anvers*; Paris, 1832.

SCHMALZ, de Pirna, en Saxe.

HEWSON, de Dublin, 1823, *Thèse de M. Léopold.* — Wurtzbourg.

SCHLICHTING, 1829, dans les *Transactions philosophiques.*

HOHLEREN-HEINE, *Thèse de M. Léopold.*

KLUGE, *Encyclopédie de Bush*, t. IV.

VOGEL; *Bibliothèque chirurgicale du Nord.*

JOEGER, 1834. *Thèse de M. Léopold.*

TEXTOR, trois cas à Wurtzbourg, dans Sédillot, *Médecine opératoire*, t. 1er, 2e édition.

ROUX, 1847, *Idem.*

FERGUSSON, trois cas, *Idem.*

Mémoire de M. Watton à la Société médicale de Londres, 1852.

mise en pratique pour des coups de feu, elle a échoué entre les mains de MM. Seutin et Oppenheimer : mais combien de fois la désarticulation coxo-fémorale a-t-elle été tentée dans ce cas avant de compter quatre guérisons authentiques (1) ?

Il n'est guère possible de proposer un procédé spécial pour l'amputation dans les trochanters, ou à la base du col, non plus que pour la résection de la tête du fémur, les parties molles pouvant être plus ou moins détruites ou compromises par l'action des projectiles ; la seule recommandation que l'on puisse faire, c'est de se donner de l'espace.

Nous avons été obligé de pratiquer, pour un cas de gangrène, une amputation dans les trochanters, en prenant un immense lambeau postéro-externe : nous pensons que, si l'on avait le choix, on aurait avantage à faire une amputation à deux lambeaux, l'un antéro-interne, l'autre postéro-externe, en ayant soin de comprendre l'obturatrice dans le premier.

Dans le cas où la résection serait praticable, on choisirait le procédé à lambeau semi-circulaire de M. Velpeau ; c'est celui qui met les parties le plus largement à découvert, par l'incision même et par la facilité de rabattre en bas un lambeau très-mobile et de médiocre épaisseur.

En définitive, on ne se déciderait à l'ablation complète du membre que dans le cas de fracture avec lésion des vaisseaux, et, si ces derniers étaient intacts, on pratiquerait la résection.

On a donné des appréciations nombreuses et savantes des divers procédés de désarticulation coxo-fémorale ; nous croyons une appréciation toute pratique la meilleure. Il est hors de doute que la formation d'un grand lambeau antérieur doit réunir les suffrages dans les amputations à la suite des coups

---

(1) A. Blandin et Perret ont obtenu, dit-on, le premier deux, le second un succès ; nous n'en avons pas trouvé de preuves suffisantes pour comprendre leurs opérés dans nos tableaux.

de feu surtout ; par ce procédé, en effet, le chirurgien peut se mettre immédiatement à l'abri d'une
hémorrhagie inquiétante, en faisant sur le champ
les ligatures importantes : il a sous les yeux toutes
les parties atteintes ; il lui est facile d'enlever au préalable les esquilles qui viennent se mettre au-devant
de son couteau, de porter celui-ci sur l'articulation,
enfin de saisir le col ou la tête, devenus immobiles
par leur solution de continuité avec le corps de l'os.

Il nous a semblé qu'en circonscrivant le pli fessier
d'un coup de couteau allant d'un côté à l'autre de la
base du lambeau antérieur, avant de désarticuler,
on donnait plus de régularité à la section des muscles et des téguments de la partie postérieure.

En résumé, et par-dessus tout, nous croyons, d'a-
près les éléments de ce travail, que dans les cas ordi-
naires, qui certainement sont les plus nombreux, on
aura plus d'avantages, comme résultats cliniques, à
conserver qu'à abattre le membre En général, dans
les fractures par armes à feu, quand on s'est décidé
à l'attente, on ne saurait trop en reculer les limites si
l'état général le permet. Dans les cas qui nous occu-
pent, le pis, ou le talent peut-être, serait d'en arriver
à des opérations ultérieures, qui, par leur analogie
avec les opérations pratiquées pour des affections
organiques du fémur, ont donné, comme nous l'a-
vons vu, les résultats les moins funestes.

www.ingramcontent.com/pod-product-compliance
Ingram Content Group UK Ltd.
Pitfield, Milton Keynes, MK11 3LW, UK
UKHW020113100726
13658UKWH00005B/2135